EMPYÈME
et
Sinusite Maxillaire

EMPYÈME

ET

SINUSITE MAXILLAIRE

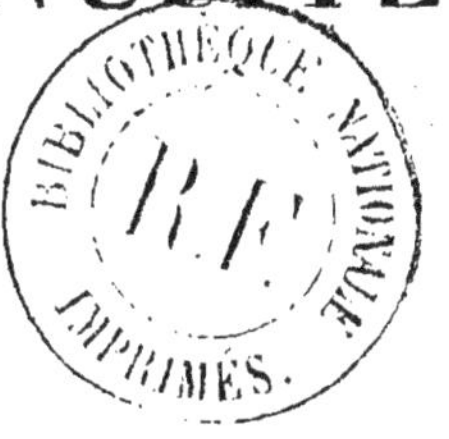

PAR

Abel MASSÉ

DOCTEUR EN MÉDECINE

836

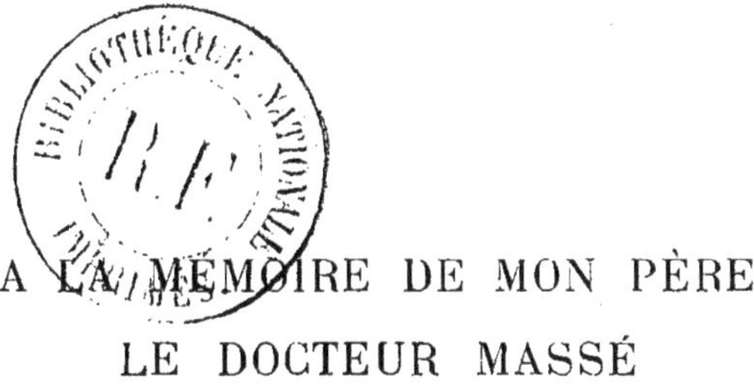

A LA MÉMOIRE DE MON PÈRE

LE DOCTEUR MASSÉ

LICENCIÉ ÈS-SCIENCES PHYSIQUES

ANCIEN INTERNE DES ASILES DE LA SEINE

A. MASSÉ.

EMPYÈME

ET

SINUSITE MAXILLAIRE

CHAPITRE PREMIER

De tous les sinus de la face, le maxillaire, encore que l'un des plus étudiés et des plus fouillés, ne laisse pas que d'offrir dans son histoire pathologique certains points obscurs, dont l'éclaircissement ne peut qu'être d'un grand secours dans la conduite à tenir vis-à-vis des cas parfois si complexes qui s'offrent à l'observation.

Avant de nous engager plus spécialement dans les considérations qui font l'objet de cette étude, retraçons à grands traits la physionomie de l'antre d'Highmore, ses rapports tant avec les cavités adjacentes qu'avec les organes voisins, pour qu'à la lumière de ces notions topographiques, nous puissions mieux saisir la différence fondamentale, qui, selon nous, distingue l'empyème maxillaire de la sinusite vraie.

CHAPITRE II

Constitué aux dépens de l'os maxillaire supérieur, le sinus de même nom représente une vaste perte de substance, sorte de caverne obscure, ne prenant jour dans la fosse nasale correspondante que par un, quelquefois deux orifices minuscules, ménagés haut sur la paroi interne, et débouchant au niveau du méat moyen.

De forme très irrégulière, plus ou moins vaste suivant l'âge, cloisonné ou non par d'étroites lamelles osseuses, l'antre d'Highmore offre, à beaucoup près, l'aspect d'une pyramide triangulaire, dont la base regarderait en haut et le sommet en bas. Quatre faces, de dimensions différentes, en limitent les contours. L'une, supérieure, la seule qui soit horizontale, fragile et mince au point qu'on voit le jour au travers, insensiblement convexe, répond à la cavité orbitaire dont elle constitue le plancher. L'autre, interne, en relation directe avec le nez, à peu près aussi mince que la précédente, présente des rapports plus variés. C'est d'abord, en montant, le méat inférieur qu'elle côtoie, puis le méat moyen ; finalement, elle vient servir de contrefort aux quelques cellules ethmoïdales égarées jusqu'à elle; des particularités qu'elle présente la plus intéressante, à coup sûr, pour le spécialiste, est son orifice de communication avec les fosses nasales. Nous disons : son orifice, intentionnellement, bien qu'il en existe parfois deux ; d'abord parce que l'un est constant, tandis que l'autre est plutôt rare ; ensuite, parce qu'au point de vue pratique, le conduit accessoire n'a pas la moindre utilité. Donc, le seul qui importe en l'espèce, est l'ostium, à situation plus antérieure, blotti au bas de l'infundibulum, et placé là comme à plaisir pour happer au passage le pus que déversent les sinus voisins. Vient maintenant la troisième paroi, antéro-externe, beaucoup plus épaisse que les précédentes, à fleur de peau pour ainsi dire, répondant à la fosse canine ; celle que l'on aborde franchement aujourd'hui dans l'opération de Cadwell-Luc. Sur elle, courent les ramifications du nerf sous-orbitaire, disposition si favorable pour l'appréciation de la douleur. Enfin, la quatrième et dernière face, postéro-externe, limitant d'une part la fosse zygomatique, et répondant, tout en arrière à la fente ptérygo-maxillaire et à l'artère maxillaire interne.

Reste à parler du sommet de la pyramide, constitué par la jonction des parois, que certains décrivent comme une face, mais qu'il semble plus logique de considérer comme un angle, d'où s'échappent en divergeant les parois que nous venons d'énumérer. Cet angle se confond avec le bord alvéolaire supérieur, tant et si bien qu'il n'est pas rare de voir pénétrer dans la cavité sinusienne une ou plusieurs racines des molaires sous-jacentes. Ce rapport du sinus et des racines dentaires est d'une importance si manifeste qu'il n'est pas besoin de le souligner davantage.

Nous en aurons fini avec la description anatomique de l'antre d'Highmore, quand nous aurons dit que sa capacité, fort variable, est environ de 7 à 8 centimètres cubes, et que sa muqueuse, prolongement de celle du nez, mince et pâle, possède un nombre de vaisseaux très limité et quelques glandes muqueuses pouvant donner lieu à la formation de kystes par rétention.

CHAPITRE III

Mettant de côté, pour l'instant, nos idées sur l'empyème et la sinusite vraie, ne nous attachons encore qu'à la recherche du pus dans la cavité antrale. Comment parviendrons-nous à le déceler?... Ici, comme dans bien d'autres affections, il y a les signes de présomption, ceux de probabilité et ceux de certitude. Parmi les signes de présomption, on peut ranger l'unilatéralité de la suppuration. Toutefois, il est bon de faire de grandes réserves, car les corps étrangers introduits par mégarde, produisent le même symptôme, et la syphilis peut être cause du même méfait. Quant à la névralgie du trijumeau, elle signifie trop pour signifier grand'chose ; aussi faut-il ne lui accorder que le minimum de crédit. La cacosmie subjective peut être évidemment un indice, mais il n'y a pas que la rhinite atrophique pour amoindrir la fonction olfactive ; rien n'empêche une sinusite de concorder avec une anosmie d'origine nerveuse par exemple ; concluera-t-on du défaut de perception de la mauvaise odeur que le malade n'a pas une sinusite maxillaire ? La présence de polypes d'un seul côté du nez, ce signe à l'importance duquel on a voulu croire, n'a aucune espèce de valeur.

Bosviel, de Paris, a pu enlever dix-huit polypes d'une même fosse nasale, sans que l'autre soit atteinte de dégénérescence myxomateuse sur l'un quelconque de ses points. Cependant, nous devons reconnaître que la coloration de ces poly-

pes a plus de valeur pour le diagnostic que les polypes eux-
mêmes. Blancs, ils n'indiquent rien de spécial ; roses, ils ré-
vèlent souvent une sinusite : c'est là le signe de Moure. Quant
au bourrelet latéral de Kafemann entre le cornet inférieur et
le moyen, il n'est que la muqueuse de l'apophyse unciforme,
qui, irrité par le pus coulant constamment sur elle, réagit en
s'hypertrophiant. A ce titre donc, il a une valeur relative. La
présence de pus dans le méat moyen, a droit à plus d'égards ;
encore faut-il qu'il se révèle à l'œil de l'observateur. Il arrive
parfois, en effet, que, peu abondant, il se laisse canaliser en
arrière et vienne baigner le voile et les queues de cornets où
seul le découvre le miroir rhinoscopique. Joignons à ce qu'on
a lu jusqu'ici la constatation de carie de l'une des grosses
molaires supérieures et nous aurons alors un faisceau encore incomplet pour affirmer hautement la présence d'une
sinusite, mais toutefois suffisant pour aiguiller nos recher-
ches dans ce sens.

Des signes de présomption, passons aux signes de probabilité. Ils sont nombreux, chacun a le sien : Héryng, Davidson, Garel, Robertson, etc., pour ne citer que les principaux.
Le point commun à tous est l'éclairage électrique du sinus
par transparence, dont on tire des effets divers. Le premier,
découvert par Héryng, consiste à placer dans la bouche une
lampe électrique de six à huit volts, après avoir fait préala-
blement l'obscurité dans la pièce, de façon à saisir les moin-
dres nuances de coloration. Quand le sinus est sain, une large
tache rose éclaire la face à son niveau, remontant jusqu'au
rebord orbitaire. S'il est encombré de pus, une moitié de la
figure reste sombre, alors que l'autre moitié s'illumine d'une
clarté qui tranche d'autant plus qu'elle fait constraste avec
l'obscurité voisine. Tout précieux qu'est ce signe, il ne faut
accepter ses arrêts que sous certaines réserves :

Le malade porte-t-il seulement un appareil de prothèse

dentaire, voilà le résultat faussé ; l'épaisseur des parois de son sinus est-elle inégale à droite ou à gauche, il devient imprudent de se fier à lui. Il n'en reste pas moins, pour qui sait le manier avec circonspection, un signe de première valeur.

Celui de Davidson ne se montre qu'à qui patiemment le recherche. La lampe électrique, introduite dans la bouche du patient, celui-ci vous regarde en face ; tout à coup, si le sinus est normal, et que l'on ait eu soin de masquer d'un écran la partie inférieure du visage, on perçoit un point rouge qui brille dans la nuit, c'est la pupille. Par contre, pour peu que du liquide s'interpose entre la lumière et la rétine, l'observateur ne perçoit plus rien.

Le signe de Garel a beaucoup d'analogie avec le précédent ; la seule différence consiste en ce que le malade est ici son propre observateur. Ferme-t-il les yeux dans l'obscurité qui l'environne : si son sinus est sain, une sensation de clarté vient quand même lui donner l'impression de la lumière du jour ; s'il contient du pus, rien de pareil ne se produit.

Autre est le signe de Robertson. Il faut, pour le percevoir, user du spéculum nasi, car c'est en effet par la fosse nasale correspondante que se manifestera la présence ou l'absence de pus dans le sinus. Si la paroi s'éclaire, l'abaisse-langue électrique étant mis en place, rien d'anormal ; si elle reste sombre, c'est que tout ne va pas pour le mieux.

Sans nous étendre davantage sur des détails qui n'ont que faire dans ce travail, arrivons de suite aux signes de certitude, les seuls qui priment en l'espèce. Eh ! bien, il n'en est pas plusieurs, il n'en est qu'un : la constatation du pus à l'intérieur de l'antre d'Highmore ; et si nous avons mis ces signes au pluriel, ç'est plutôt pour donner à entendre qu'on a à sa disposition plus d'un moyen de cueillir le pus au fond de son réservoir : Cathétérisme de l'ostium, ponction du méat inférieur, perforation d'une alvéole dentaire ; telles sont les voies d'accès utilisées de nos jours. Ont-elles une égale valeur ? Non, certes. Le sondage de l'ostium, que d'aucuns jugent facile, est extrêmement délicat, ne se le permet pas qui veut ; quand on songe que les plus experts en la matière reconnaissent eux-mêmes qu'il est impossible dans 40 p. 100 des cas. Si l'on veut mettre en parallèle les ennuis du cathétérisme et les avantages de la transfixion diaméatique, le drainage en contre-bas par un orifice artificiellement créé au point déclive de la cavité purulente et l'aspiration au sommet de ladite cavité par l'orifice naturel, de 2 millimètres de diamètre, on aura tôt fait de donner la préférence à l'intervention chirurgicale, qui, somme toute, n'offre aucune difficulté. Cette ponction s'effectuera donc au trocart droit ou courbe, à quatre centimètres environ de l'orifice narinaire, en dirigeant la pointe de l'instrument de telle sorte qu'elle vienne buter sur la paroi sinusienne, non tangentiellement à elle, mais perpendiculairement.

Cette manœuvre exige de l'opérateur un développement de force limité. S'il venait à traverser non seulement la paroi interne, mais la paroi postéro-externe de l'antre, l'artère maxillaire interne, contenue dans la fosse ptérygo-maxillaire, pourrait être perforée du même coup. Le trocart mis en place, on aspirera le liquide, s'il s'en trouve, établissant ainsi, de manière décisive, le diagnostic.

Nous avons parlé de l'accès par voie alvéolaire ; les cas où cette voie est indiquée sont fort restreints. Ce n'est que si l'une des dents correspondantes venait à être cariée, qu'il faudrait d'abord l'extraire, ablation pouvant parfois entraîner l'ouverture du sinus, par suite de la pénétration d'une racine dans l'antre.

Ajoutons que s'il persiste après l'avulsion dentaire un point de substance imperforé, mieux vaut abandonner l'alvéole, pour courir au méat inférieur, comme précédemment.

CHAPITRE IV

Désormais en possession des éléments indispensables à l'intelligence du sujet, connaissant l'anatomie topographique de notre région, et nous trouvant en présence de pus dans le sinus maxillaire, allons-nous pouvoir dire indifféremment : il y a empyème, ou il y a sinusite vraie ? N'y aura-t-il rien pour les différencier ? cette confusion sera-t-elle sans importance ?

Et d'abord, qu'entendons-nous par empyème ; que signifie d'autre part, le terme : sinusite vraie ? L'empyème, expression le plus souvent détournée de son véritable sens, n'est étymologiquement parlant, qu'une réserve, un dépôt de pus dans une poche quelconque (εμπυημα, εν, πυον.) Ce terme n'implique par lui-même aucune idée de phlogose ou d'acte opératoire, et c'est bien à tort, selon nous, qu'on en a fait un synonyme d'intervention large dans la pleurésie purulente.

C'est ici que les notions d'anatomie fournies au début de ce travail vont nous servir à comprendre comment le sinus maxillaire, de par sa situation malheureuse et ses rapports, est exposé aux pires ennuis.

On sait que le sinus frontal et les cellules ethmoïdales antérieures sont à un niveau plus élevé que l'antre d'Highmore; le simple effet de la pesanteur entraînera donc, dans la direction de ce dernier, le contenu de ces cavités, dont l'orifice de sortie est en position déclive. A cet orifice fait suite une gouttière d'écoulement, laquelle gouttière, disposition on ne peut plus fâcheuse, aboutit finalement à l'ostium. Dans quelques cas, évidemment, les sécrétions pourront passer droit leur chemin sans pénétrer par cette ouverture, mais dans d'autres aussi nombreux, avec quelle facilité n'enfonceront-elles pas cette porte toute grande ouverte !...

Tel est le premier voisinage dangereux, mais il en reste un autre : les dents. Si l'on s'est jamais distrait à pratiquer une coupe dans la partie qui nous intéresse, on a pu se rendre compte que, parfois, une ou plusieurs racines pénétraient, traversaient le plancher sinusal, alors que d'autres en étaient seulement distantes de quelques millimètres. Voilà qui explique à merveille la facile contamination de l'un par l'autre, une molaire cariée, sa racine qui suppure et se vide dans le collecteur le plus proche, en l'espèce le sinus. Telle est la progression. Pris entre deux feux, l'antre maxillaire doit se résigner à ce rôle ingrat qui consiste à prendre pour soi ce que les autres ne veulent plus pour eux, à leur servir de dépotoir.

Voyons à présent ce qu'est la sinusite par rapport à l'empyème, dont nous parlions tout à l'heure. Comme toute désinence en *ite* implique une idée d'inflammation, ici comme ailleurs la règle reste la même et la phlegmasie passe au premier rang des phénomènes morbides. La muqueuse qui s'était à peine laissée impressionner dans l'empyème, réagit à sa manière, se transforme, s'hypertrophie, devient parfois méconnaissable. Les parois osseuses, elles-mêmes, peuvent subir le contre-coup de l'infection et leur nécrose vient ajouter encore à la gravité du mal. La lésion n'est plus de simple surface, mais intime, profonde, atteignant tous les éléments. En résumé, rôle purement passif, d'une part, et rôle exclusivement actif, de l'autre. Pour fournir une comparaison, aussi juste que possible, prenons l'accumulateur et la pile électrique. L'accumulateur, passif, emmagasine de l'énergie ; la pile, active, la crée. De même, l'empyème emmagasine du pus, la sinusite le produit. On voit que la différence est grande. Elle n'existe pas que dans les mots, elle est aussi bien dans les causes, que dans la durée ou la gravité de ces deux affections ; elle est enfin dans le traitement qui n'est plus du tout le même selon qu'on a affaire à tel ou tel de ces deux cas.

Nous ne nous occuperons pour ainsi dire pas de la sinusite aiguë, qui ne nous intéresse que fort peu, vu la facilité avec laquelle elle disparaît d'habitude ; quelques inhalations mentholées ou pulvérisations d'une solution d'adrénaline, en ont assez vite raison. La muqueuse est tout simplement tuméfiée et bouche l'orifice de l'ostium. De ce fait, le contenu ne pouvant s'échapper est en rétention dans la cavité où il se reproduit, s'accumule et provoque une douleur sourde. Le coryza banal s'accompagne souvent de sinusite aiguë, sinusite frontale de préférence, mais l'une ou l'autre disparaissent d'ordinaire rapidement, quand on a recours au traitement qui leur convient. Ce ne sont pas précisément les lavages qui réussissent dans ce genre de complications ; les conseiller sous prétexte que le nez est encombré de pus serait un fort mauvais calcul, car, s'il faut compter d'abord avec l'infection des autres sinus de la face, toujours possible par l'eau souillée du lavage, quoique rare cependant ; il faut surtout se méfier de l'inoculation de la caisse par pénétration de liquides septiques à travers la trompe d'Eustache, en cas de coryza aigu. La muqueuse des voies aériennes supérieures étant généralement tuméfiée, les cornets fortement hypertrophiés, l'eau injectée franchit tant bien que mal le chemin d'avant en arrière, mais arrivée dans le rhino-pharynx, elle n'a plus l'impulsion nécessaire pour vaincre l'obstacle constitué par les queues de cornet oblitérant la lumière des choanes, et s'accumulant ainsi dans le cavum, elle finit, grâce à sa tension, par forcer l'orifice des trompes, en même temps que le passage rétréci des fosses nasales.

Lermoyez, à ce sujet, avait établi une équation qui, sans être toujours vraie, l'est cependant le plus souvent : coryza aigu plus lavages égale otite moyenne. Par contre, les inhalations d'alcool mentholé ont toutes les chances de réussir et ne sont point nocives. Le menthol fait rétracter la muqueuse congestionnée, dilate ainsi les orifices obstrués et permet aux sécrétions renfermées dans les cavités sinusiennes de s'écouler au fur et à mesure de leur production. C'est à peu près tout le traitement institué, et qui suffit dans la grande majorité des cas. Autant dire qu'on ne s'en occupe même pas. Toute autre est la sinusite chronique, qui fait l'objet de cette étude, la seule qui mérite de fixer notre attention. Celle-ci ne se contente pas précisément d'un traitement médical anodin, elle réclame une thérapeutique énergique, sous peine de courir à un échec certain.

Après cette digression, revenons à la sinusite chronique. Ce qui a été dit plus haut démontre assez clairement que nous ne pouvons pas dire indifféremment : il y a empyème ou il y a sinusite vraie, c'est l'un ou l'autre, il faut choisir, se prononcer. Quels sont les éléments que nous possédons pour étayer notre diagnostic ?

Il y a peu de temps encore, on se souciait fort peu d'établir une différence entre les deux. Pour les uns, cela n'avait, du reste, qu'une mince importance, leur traitement restant invariablement le même. Quant aux autres, leur manière de procéder était la suivante : Si au bout de dix à douze lavages exécutés régulièrement, l'amélioration n'apparaissait pas sensible, on lâchait la canule pour saisir la gouge et le maillet. Cette façon de faire semble un peu risquée, quand on songe que des spécialistes de valeur, Garel, de Lyon, par exemple, ont pu enregistrer des cas de guérison après cinquante et cent lavages. On cite même des faits plus extraordinaires que cela. Un malade se soignant lui-même par le même traitement et obtenant, au bout de plusieurs années de ce régime, une disparition totale de tous les symptômes. Donc, s'arrêter systématiquement à douze injections et faire de ce chiffre un critérium, est s'exposer à de sérieux mécomptes. Il faut trouver autre chose.

De quels moyens disposons-nous pour établir un diagnostic ferme, avec la quasi-certitude de ne pas nous tromper ?

Nous avons d'abord les signes de présomption. Parmi ceux-ci, nous pourrions évidemment compter le nombre des lavages dont nous parlions tout à l'heure, car c'en est un, à n'en pas douter. Nous n'en ferons rien toutefois, car nous estimons que poser un diagnostic, non plus au début, mais quand le mal a déjà parcouru une partie de son cycle, est un pis-aller peu glorieux. A moins de ne pouvoir faire autrement, on ne doit pas s'en contenter. N'est-il pas fâcheux. par exemple, qu'on soit obligé d'attendre l'apparition des taches rosées lenticulaires, pour affirmer la dothiénentérie ! Celles-ci n'apparaissant le plus souvent qu'après le premier septenaire, on voit d'ici le temps précieux qu'on a perdu.

Pour éclairer notre religion, il nous reste l'étiologie qui sera différente, suivant l'un ou l'autre cas. Supposons qu'un malade, porteur d'une carie de la première ou deuxième molaire supérieure, ayant le nez jusque-là en parfait état, vienne à être pris subitement, sans cause apparente, d'un écoulement purulent d'une des fosses nasales, non accompagné de douleur à la région maxillaire, mais suivi, tout au contraire, de soulagement marqué de la dent gâtée. Appliquant alors le speculum dans la narine en cause et découvrant dans le méat moyen la goutte de pus révélatrice, vous étant rendu compte d'autre part que le sinus maxillaire est seul en cause, penseriez-vous être. en présence d'une sinusite vraie, avec réaction inflammatoire, ayant transformé de fond en comble la constitution intime de la muqueuse du sinus ? Non, vous concluerez d'emblée à un empyème d'origine dentaire, et vous aurez parfaitement raison. Supposons encore que vous donniez vos soins à quelqu'un pour sinusite frontale ou sinusite ethmoïdale bien avérée, sans participation aucune de l'antre d'Highmore, constatée à la translumination, et qu'un jour, en cours de traitement, il vous arrive de constater, grâce aux moyens d'investigation dont vous disposez, la présence du pus dans le sinus maxillaire, vous pourrez estimer qu'il s'agit ici comme précédemment, d'empyème simple, dont la cause n'est plus une dent cariée, mais les sinus sus-jacents.

Voilà des types assez nets que nous donnons comme modèles ; entre eux il y a place, il est vrai, pour une infinité d'autres, moins tranchés, et permettant à juste titre de douter. C'est pour ces cas que les symptômes suivants seront nécessaires, en donnant de plus sérieuses garanties. Avant de les aborder, disons un mot à la hâte d'un petit signe qui n'a pas précisément grande importance, mais qu'on ne saurait quand même laisser dans l'ombre, tant est précieux pour nous le moindre indice révélateur. Nous voulons parler de la douleur à la pression, qui peut exister ou non, suivant qu'on a affaire à telle ou telle de ces deux affections. Alors que, d'ordinaire, l'empyème ne trahit pas une sensibilité vive à la percussion de la région en cause, la sinusite vraie s'affirme au contraire ainsi. Ce phénomène subjectif, sur lequel il serait imprudent de tabler de façon ferme, peut, à la rigueur, se traduire de la manière suivante : s'il y a douleur aiguë, incriminons plutôt la sinusite ; s'il n'y a pas de douleur du tout, n'en inférons rien, car dans les sinusites vraies, ladite douleur peut fort bien aussi ne pas exister.

Nous voilà arrivé au signe capital pour la fixation de notre diagnostic : le signe de Mahu. Celui-ci est basé sur ce fait, reconnu exact dans l'immense majorité des cas, que s'il n'y a qu'empyème, la muqueuse sinusale restant indemne, il ne se produit pas de changement dans la capacité, dans la contenance du sinus; s'il y a sinusite vraie, par suite de l'hypertrophie des éléments de ladite muqueuse et des fongosités qui végètent à sa surface, cette capacité diminue de moitié, et souvent même des trois quarts. Or, d'après les nombreuses observations recueillies tant sur le vivant que sur le cadavre, un sinus ordinaire doit contenir de sept à huit centimètres cubes de liquide. S'il y a sinusite chronique vraie, la muqueuse étant épaissie et bourrée de granulations, il n'en contient plus que trois ou quatre, quelquefois moins. Le principe de l'expérience nous étant connu, voyons ensemble comment on la réalise :

Il est indispensable d'avoir à sa disposition : 1° un trocart droit ou courbe, du même modèle que ceux qui servent à la ponction du sinus par le méat inférieur ; 2° un tube en caoutchouc souple, de petit calibre, avec ajutage aux deux bouts, l'un pour s'adapter à l'orifice externe du trocart, l'autre à l'extrémité d'une seringue. Ce tube en caoutchouc peut même si l'on veut, être coupé en deux tronçons reliés l'un à l'autre par un petit tube de verre permettant de voir le liquide au travers et de juger de sa fluidité, de sa couleur ; 3° une seringue d'une contenance égale à 10 centimètres cubes environ, régulièrement graduée, pour apprécier sur l'heure la quantité de liquide qu'elle aspire.

Tout étant donc préparé avec l'asepsie usuelle, les mains de l'opérateur soigneusement désinfectées, on introduit le trocart dans le méat inférieur, à quatre centimètres à peu près du rebord narinaire en inclinant le plus possible le pavillon de l'instrument vers la cloison médiane, et dirigeant obliquement la pointe en haut et en dehors. On enfonce lentement jusqu'à ce qu'on pénètre dans la cavité close et qu'on sente le ressaut suivi du libre jeu du mandrin. On retire alors la tige perforante par un mouvement de vis à rebours aussi doux que possible pour ne pas déplacer le fourreau, et l'on visse l'ajutage correspondant du tube de caoutchouc, relié, d'autre part, à la seringue. On aspire alors le pus qui s'échappe de façon à juger de la quantité que le sinus était capable d'en récéler. Ceci fait, on le chasse du corps de pompe et l'on recueille à sa place une provision d'eau bouillie. C'est cette eau qui va être projetée dans l'antre d'Highmore, et qui servira tout à l'heure de contrôle aux résultats déjà obtenus. En effet, si l'injection n'est pas poussée avec trop de violence, la cavité doit rester pleine à la suite de ce lavage. On aspire une seconde fois, une troisième, une quatrième, si l'on veut, pour plus de certitude et l'on peut ainsi se faire une idée nette de la contenance du sinus. S'il renferme trois à cinq centimètres cubes, c'est un empyème ; s'il n'en rassemble qu'un et même moins, c'est une sinusite vraie.

Ce signe, on le voit, est assez simple à rechercher. C'est pourquoi nous trouvons surprenant qu'il n'en soit fait mention dans aucun traité classique et que seuls, quelques rares spécialistes y aient recours. Objectera-t-on que si l'antre est envahi par un kyste ou une production néoplasique quelconque, sa capacité est réduite d'autant et le signe en question ne donne plus de résultats certains ? A cela, nous pourrons répondre que les signes de Héryng, Davidson, Garel, Robertson, sont passibles du même reproche et qu'on ne saurait cependant se priver de leurs services pour un motif si futile. Si le malade porte un appareil de prothèse dentaire, a-t-on dit à propos de la découverte d'Héryng, l'observation est faussée et peut induire en erreur le clinicien qui n'y songe pas. Affirmation stupide, qui n'atteste qu'une chose, la fausseté d'esprit de son auteur. En partant de ce principe, on devrait suppri-

mer l'anesthésie chloroformique, dont les dangers sont grands
pour qui porte une fausse dent. Ce n'est point à la méthode
qu'il faut adresser un blâme, mais au médecin qui ne sait pas
s'en servir. De plus, si le sinus contient effectivement un néo-
plasme, ce qui, entre parenthèses, est fort rare, par rapport à
la fréquence de la sinusite vraie, l'indication thérapeutique
reste la même : intervention large, cure radicale ; et cette
erreur ne porte en rien préjudice au patient. Quant à l'autre
objection de l'épaisseur plus ou moins grande des parois
osseuses, rétrécissant d'autant l'intérieur de la cavité, on a
pour s'assurer de cette anomalie plusieurs moyens ; entre
autres, l'éclairage du sinus par la fossette rétro-maxillaire,
imaginé par Escat. Donc, malgré les affirmations contraires,
ce signe reste debout.

Il en est un autre, qu'on ne saurait mettre en parallèle avec
lui, mais qui a sa valeur quand même, valeur relative puisqu'il
ne prouve que dans l'empyème et non dans la sinusite vraie.
C'est le signe de Guisez ; voici en quoi il consiste : Vous com-
mencez par vous assurer, grâce à la translumination, de la
transparence ou de l'obscurité du sinus en cause. Puis vous
effectuez un lavage soigneux de sa cavité. Pour ce faire, plutôt que d'utiliser la voie naturelle et de cathétériser l'ostium,
il est bien préférable de créer un orifice artificiel par le méat
inférieur. Après quoi, vous videz le sinus en aspirant à l'aide
de la seringue tout le liquide qu'il peut contenir et vous repre-
nez votre lampe électrique pour la diaphanoscopie. Si le sinus
vous était apparu sombre avant le lavage et qu'il soit encore
tel après, vous ne pouvez guère rien en conclure, car s'il est
probable que vous êtes en présence d'une sinusite vraie, avec
grosse hypertrophie de la muqueuse, il vous est difficile de
l'affirmer ; tandis que, s'il était sombre et qu'il devienne clair
à la suite de l'irrigation, vous êtes en droit de songer à un
empyème, avec intégrité de la surface de revêtement.

Ce n'est pas tout de savoir quelle sorte d'affection on a sous les yeux, il faut encore pouvoir porter un pronostic. Le patient n'est pas sans vous poser des questions parfois embarrassantes à ce sujet ; il est bon d'être capable de lui répondre. Et si l'on tergiverse, si l'on demeure dans le vague, à plus forte raison si l'on se trompe, il ne manque pas de vous en vouloir, se souciant peu des bonnes raisons que vous avez de ne pas vous prononcer de suite.

Est-ce grave ? sera-t-il d'abord questionné ? En présence d'un empyème odontogène, sans autres complications, nous pourrons presque toujours répondre : non. En effet, que pourrait-il bien survenir de fâcheux ? On ne le voit guère, si ce n'est peut-être la chute dans la cavité sinusale du drain obturateur. Le fait est rare et ne se produit du reste que si le drain n'est pas choisi conforme au diamètre de la perforation alvéolaire. Sera-ce long ? nous sera-t-il encore demandé. Très probablement non. Parfois, le seul fait d'ouvrir une porte de sortie au pus, de l'évacuer en extrayant du même coup la dent malade, suffira pour donner le signal de la guérison, sans pratiquer un unique lavage. Les dentistes connaissent tous de ces faits-là. D'autre fois, deux ou trois injections après l'avulsion dentaire, amèneront le retour définitif à la santé. Enfin, il ne sera pas exceptionnel que quinze jours ou trois semaines d'irrigations quotidiennes soient nécessaires pour obtenir la cessation de tous les symptômes ennuyeux.

Quand, au lieu d'être dû à une dent cariée, l'empyème est constitué par le pus provenant d'une sinusite sus-jacente, il va sans dire qu'il ne pourra guérir tant que la cause persistera.

En ce qui concerne la sinusite vraie, on peut affirmer qu'elle est grave si l'on ne se décide pas à intervenir énergiquement. Les complications oculaires, pour ne citer que celles-là, sont suffisamment connues pour donner à réfléchir ;

on peut poser en principe que la guérison spontanée ne se produit jamais. Tout autre est le pronostic de la maladie judicieusement soignée. Comme traitement, il n'en est qu'un : la large intervention. C'est alors l'affaire de quelques jours, tout au plus de quelques semaines. Elle guérit, presque sans anicroches 99 fois sur 100.

Que penser après cela des médecins, qui, prenant tout à la légère, envisagent cette classification comme un luxe inutile, et prétendent que se donner tant de mal pour un si mince résultat est gaspiller son temps en pure perte ! Ce n'est donc rien que trépaner un maxillaire quand une simple avulsion dentaire eût suffi ! C'est chose indifférente que de faire des lavages pendant des mois et des années, avaler constamment du pus, avoir jour et nuit une odeur détestable dans le nez, courir enfin de graves risques, quand une opération d'une heure et quinze jours de traitement eussent pu vous débarrasser de ces ennuis en une fois !... Non, s'il est des maladies que différencient à peine leur étiologie et leur substratum anatomique, et dont la connaissance exacte ne présente qu'un intérêt scientifique, ce n'est assurément pas celles-là.

CHAPITRE V

Il ne nous reste plus désormais qu'à parler du traitement de l'empyème et de la sinusite vraie, pour avoir épuisé la question. Voyons donc ensemble la thérapeutique qui conviendra le mieux à chaque cas et décrivons-la, sinon en détail, du moins dans ses grandes lignes, pour fixer le lecteur.

L'empyème est d'origine purement dentaire et n'est suivi d'aucune complication. Quelle sera la règle de conduite à tenir ? La première chose à faire est, à n'en pas douter, d'arracher la dent ; mais cette extraction devra être habilement faite, de façon à éviter autant que possible l'effraction de l'alvéole, si toutefois la racine ne pénétrait pas d'avance dans le sinus. En effet, c'est un point essentiel que de ne pas créer de communication entre la cavité sinusale et la cavité buccale, quand on a la chance qu'il n'en existe pas déjà. Cette porte d'entrée constitue un tel danger de réinfection, qu'il n'est pas rare que la guérison, d'habitude si rapide, soit, de ce fait, indéfiniment retardée. Là se borne le rôle du dentiste. Celui du spécialiste va commencer. Il se peut que son unique travail consiste à enregistrer le mieux sensible, comme il arrive aussi le plus souvent qu'il ait à intervenir. Quand le plancher du sinus est intact et que l'écoulement persiste, il doit essayer quelques lavages par voie nasale ; mais quand il est béant, il serait maladroit de ne pas en profiter. Ces lavages, répétés chaque jour, seront continués tant que durera la suppuration, en ayant soin, toutefois, de placer un drain métallique à charnière, celui de Lermoyez, par exemple, dans l'intervalle des irrigations.

Le jour où l'antre d'Highmore sera redevenu ce qu'il était auparavant, l'obturateur sera enlevé, et la perforation se fermera rapidement d'elle-même. Des liquides employés, tous ont à leur actif un nombre respectable de succès et d'échecs. Parmi eux, l'eau boriquée, phéniquée, salolée, phénosalylée, permanganatée, se disputent la première place. Sans prendre parti pour les unes ou les autres, disons simplement que la modeste eau boriquée, voire même l'eau bouillie, peuvent suffire dans la plupart des cas. Quant aux poudres ou autres substances modificatrices, elles ne sont guère utiles, et ne semblent guère abréger la durée du traitement.

La sinusite vraie, fongueuse, est-elle aussi aisée à combattre ? Oui et non. Oui, si l'on sait ne pas reculer devant une opération radicale ; non, si l'on s'en tient aux petits moyens énumérés plus haut. Rejetant donc tout ce qui n'est pas chirurgical, examinons les procédés de choix dont dispose la rhinologie moderne pour aboutir à de brillants résultats. Au premier plan, l'opération de Luc ; au second, celle de Claoué.

La méthode de Luc comprend six temps que nous ne décrirons pas dans tous leurs détails, mais dont nous exposerons les grandes lignes.

Après avoir, à l'aide d'un écarteur spécial, soulevé la lèvre supérieure et la joue du côté malade, on insère entre les arcades dentaires, dans le but d'absorber le sang, une épaisse lanière de gaze ; cette précaution prévient l'asphyxie que pourrait entraîner la pénétration de liquides dans les voies aériennes, en l'absence des réflexes pendant la chloroformisation. A compter de cet instant, l'opération commence. Elle consiste : 1° à inciser la muqueuse gingivale supérieure à sa jonction avec la joue, incision franche, allant jusqu'à l'os et poursuivie d'arrière en avant jusqu'à l'incision latérale ; 2° à décoller prestement à la rugine les tissus en haut et en bas et à trépaner la paroi antérieure du sinus, en ayant soin d'agrandir le plus possible l'ouverture pour se donner beaucoup de jour ; 3° à curetter minutieusement toute la cavité, de façon à évacuer toutes les fongosités qui s'y trouvent et à mordre les surfaces osseuses nécrosées jusqu'aux limites des parties. Ce temps, cela va sans dire, est le plus capital de tous, et de lui dépend le succès de l'intervention. Il doit donc être pratiqué avec toute l'attention qu'exige son importance. 4° A créer une communication avec la fosse nasale correspondante. Pour ce faire, on fait sauter d'abord la moitié antérieure du cornet inférieur à la pince turbinotome, puis d'un seul coup de l'emporte-pièce de Laurens, destiné à cet usage, on détruit un fragment osseux ovalaire de la paroi interne du sinus. 5° A introduire, après projection de poudre d'iodoforme, une longue mèche de gaze stérilisée, par la large ouverture de la face antérieure, dont l'un des chefs passé à cheval sur la brèche nasale, ressortira par la narine. 6° A suturer la plaie gingivale au catgut. Cinq jours francs, à compter de ce moment, le malade peut sortir et reprendre son train de vie ; après que la mèche est enlevée, il n'y a plus que quelques lavages à effectuer pour obtenir, en une vingtaine de jours, une guérison complète. Le docteur Mauret a tout récemment démontré les avantages qu'il y aurait à ne pratiquer que la résection partielle du cornet inférieur, ce qui permettrait au cornet de continuer à remplir sa fonction nasale.

Ce serait donc la reine des opérations sur les sinus maxillaires ; il en est cependant une autre, celle de Claoué, qu'il ne faut pas laisser dans l'ombre, car elle peut avoir aussi ses indications. Ici, pas d'anesthésie générale ; cocaïne et adrénaline suffisent. Tout se passe dans le nez, comme dans les interventions courantes de spécialité. Mais elle met de côté le curettage, si précieux dans la sinusite fongueuse et là est son principal défaut. Quoi qu'il en soit, voici résumée la technique de cette opération, à proposer quand le malade, pour une raison ou pour une autre, refuse l'opération de Luc.

Elle comprend deux temps : 1º résection de la moitié antérieure du cornet inférieur à l'aide de la pince de Laurens ; 2º trépanation de la paroi sinusale interne, exécutée à deux centimètres environ en arrière de la tête du cornet inférieur, soit à l'aide de crochets spéciaux, soit à la fraise sphérique, mue par le tour électrique. Lavage de la cavité à l'eau bouillie et drainage jusqu'à cessation de la suppuration.

Telle est, en deux mots, l'opération de Claoué, bien inférieure à celle de Luc, mais utile quand même dans certains cas.

Et maintenant que nous avons exposé nos vues sur la nature de l'empyème et de la sinusite vraie, montré la profondeur du fossé qui les sépare, nous allons, pour finir, tracer un court résumé de la question, qui sera comme un dernier regard jeté en arrière et replacera sous les yeux du lecteur les points essentiels qu'il aurait pu oublier.

CONCLUSIONS

L'empyème et la sinusite maxillaire que l'on a si souvent confondus, sont deux affections essentiellement distinctes : alors que l'empyème n'est que réservoir, la sinusite est générateur de pus.

Bien qu'ayant une foule de caractères communs, elles s'éloignent cependant l'une de l'autre par certains points, tels que leur étiologie, leur anatomie pathologique, leur durée, leur pronostic, leur traitement.

Il est le plus souvent possible de les diagnostiquer l'une et l'autre, grâce à certains symptômes, parmi lesquels le signe de Mahu et celui de Guisez passent à juste titre pour être les meilleurs.

Confondre empyème et sinusite peut, tout à la fois, compromettre sérieusement la réputation du médecin, et surtout la santé du malade, ce qui est encore plus fâcheux.

Suivant qu'on aura reconnu avoir affaire à l'un ou l'autre cas, les indications seront toutes différentes ; alors que, d'une part, il suffira le plus souvent d'une simple avulsion dentaire accompagnée de quelques lavages, pour conjurer le mal, il ne faudra rien moins, d'autre part, qu'une trépanation suivie du curettage de l'antre, pour amener la guérison.

OBSERVATIONS

OBSERVATION PREMIÈRE

(Communiquée par M. le Dr LERMOYEZ, à la Société francaise d'Otologie e
de Laryngologie. — Octobre 1903, et résumée.)

Mlle Rose W... croit sentir, un matin, une odeur de pourriture en même temps qu'elle voit tomber de sa narine droite deux larges gouttes de pus. Après avoir attendu quinze jours, elle vient consulter le docteur Lermoyez. Son histoire est banale. Depuis deux ans une dent, jadis cariée et obturée, recommençait à lui faire mal de temps en temps ; quelques semaines plus tôt, l'obturation s'était détachée et la souffrance était devenue plus pénible ; sous l'œil droit, des élancements névralgiques troublaient par instants son sommeil, et parfois la joue était rouge, chaude, comme enflée. Quelques jours après, avait commencé l'écoulement nasal, et les choses en étaient là.

Pas de lésion nasale, mais du pus jaune, épais, collecté dans le méat moyen, et ruisselant en arrière sur la queue du cornet inférieur, pour s'étendre à droite sur le dos du voile, la transparence de la joue droite disparue, et la pupille droite obstinément obscure, malgré l'intensité de l'éclairage intra-buccal ; enfin le classique mouchoir, maculé de larges taches verdâtres agglutinées.

Rien au front. Dans la bouche, deux dents à incriminer, la première molaire supérieure, très douloureuse au froid, avec une carie du 2e degré, limitée au collet ; la deuxième molaire, un peu sensible seulement au choc, mais découvrant une chambre pulpaire infectée. Le docteur Lermoyez conseille de faire enlever par un dentiste les deux dents malades, de préférence la deuxième molaire. Un mois après, la jeune fille revient, déclarant avoir suivi de point en point les avis de son médecin, mais fort étonnée du changement subit qui s'est produit dans son état. En tous cas, dès le lendemain du jour où la dent avait été extraite, l'écoulement nasal cessait, la cacosmie disparaissait, sans qu'il eût été fait d'autre traitement. Depuis lors, son nez était sec et vainement, à chaque heure du jour, elle faisait l'épreuve de se moucher, et interrogeait anxieusement son linge, qui demeurait blanc.

Un lavage d'épreuve par voie diaméatique permit de confirmer l'heureux résultat ; l'eau s'écoule du sinus aussi claire qu'elle y était entrée. Longtemps après, la guérison s'était parfaitement maintenue.

OBSERVATION II

(Communiquée par M. le Dr LERMOYEZ, à la Société française d'Otologie et de Laryngologie. — Octobre 1903, et résumée.)

Dans les premiers jours d'août 1901, M. Jacques G.... sentit s'éveiller une douleur ancienne au niveau de la première molaire supérieure gauche, que quelques années plus tôt, un dentiste avait obturée sans grandes précautions. Presque en même temps, on constatait chez lui un abcès palatin en verre de montre, qu'un médecin incisa sans rien changer à la situation du patient. Plus tard, un dentiste plus avisé proposa d'extraire la dent, mais se borna à la casser, ce qui ne modifia pas non plus l'état des choses. Fatigué de ces tentatives infructueuses, Jacques G... ne voulut plus rien faire et vécut ainsi huit mois : les douleurs avaient cessé, mais l'alvéole ne se fermait pas et, une fois ou deux, avait rejeté un petit séquestre. Mais voilà que le 1er juin 1902, déjà préoccupé depuis trois jours par une réapparition de la douleur de dent, le malade crut remarquer que sa joue gonflait un peu, en même temps qu'il percevait dans son nez une odeur nauséabonde ; pour la première fois, il mouche par la narine gauche du pus fétide ; il crut à un rhume de cerveau ; mais comme il répandait autour de lui une odeur infecte, après des semaines de réflexion, il vint trouver le docteur Lermoyez. Or, il présentait tous les signes classiques et complets d'une sinusite maxillaire gauche isolée ; et dans l'alvéole de la première prémolaire gauche était fixée la racine cassée, cause de tout le mal. Cette racine fut extraite par un autre dentiste, qui poussa dans l'alvéole une injection qui reflua fétide par le nez. D'autres lavages furent exécutés par le docteur Lermoyez, qui ramenèrent toujours du pus en abondance. Sur ce, les vacances survinrent qui amenèrent le départ des uns et des autres, et l'abandon de tout traitement. Trois mois plus tard, le patient revenait et racontait ce qui s'était passé dans l'intervalle. Au bout d'une période de quarante à cinquante jours, il avait senti tomber dans sa bouche un corps dur, qu'à l'inspection, il avait reconnu être le séquestre alvéolaire ; le surlendemain, en se mouchant violemment, il ramena encore de sa narine gauche un flot de pus verdâtre, et ce fut tout. Plus jamais, il n'en avait mouché depuis lors. Entre temps, la racine s'était rapidement cicatrisée. Depuis trois mois, la guérison se maintenait ; de fait, les deux joues et les deux pupilles s'éclairaient également, on procéda à un lavage d'épreuve absolument négatif.

OBSERVATION III

(Inédite)

En mars 1906, Mme T... est prise, un soir après dîner, de chatouillements dans la narine droite, suivis bientôt d'éternuements qui laissent à la surface du mouchoir comme une pluie jaunâtre et malodorante. La crise ayant cessé, la malade a idée d'introduire un linge finement roulé dans la narine suspecte, et voilà qu'à l'extrémité perle une goutte verdâtre à odeur repoussante, qui l'impressionne fort et jette le trouble dans son entourage. Le médecin de la famille, mandé sur l'heure, ne peut que constater l'écoulement d'un pus bien lié sans savoir au juste quelle en est la cause. On finit par rattacher cet incident à une grippe déjà vieille de trois mois, et l'on étiquette le mal : coryza chronique, tout en prescrivant des lavages d'eau salée. Quelques jours après, ledit coryza ne faisant qu'empirer, on songe à de la spécifite, sur renseignements fournis par le mari, qui, voyant les choses prendre une allure inquiétante, avoue, avec quelque embarras, avoir contracté la syphilis, à l'âge de 30 ans. Sur ce, mercure, iodure, injections de toutes sortes, le tout sans le moindre résultat. Désespérant du succès, et voyant faiblir le moral de sa cliente, le médecin conseille de prendre l'avis d'un spécialiste. Aussitôt dit, aussitôt fait. On va trouver le docteur Bosviel, qui, après un examen rapide, reconnaît de suite la nature du mal. Tous les signes de sinusite maxillaire sont là, sauf la douleur à la pression. Mais quelle en est la cause ? Le premier mouvement est d'injecter la dentition. Sur les trente-deux dents que doit présenter une machoire d'adulte, dix ont entièrement disparu ; sur les vingt-deux qui

restent, quatre sont branlantes, six présentent un léger point
de carie, trois, la deuxième molaire supérieure droite et deux
grosses molaires inférieures, offrent une carie au dernier degré ; le reste est à peu près bon. Il n'en faut pas davantage
pour préciser le diagnostic. Un dentiste est conseillé qui ex-
traira la dent en cause et soignera les autres ; puis on donne
rendez-vous à Mme T... à huit jours de là. Une semaine se
passe, la malade revient ; la molaire est extraite, la suppuration est à peu près tarie, mais persiste encore un peu toutefois ; on ponctionne le sinus par le méat inférieur ; au bout
de trois lavages à l'eau bouillie pure, on ne distingue plus
une goutte de pus. Le sinus a repris sa transparence habi-
tuelle, la malade est guérie. Le signe de Mahu, recherché par
acquit de conscience, donne 7 centimètres cubes comme
capacité.

OBSERVATION IV

(Communiquée par le Dr Mahu, à la Société française d'Otologie, de Laryngologie et de Rhinologie, le 2 mai 1904, et résumée).

Le 30 juillet 1903, appelé auprès d'une dame de 77 ans, le
docteur Mahu constate les phénomènes suivants : douleur
sourde de la région du sinus frontal gauche avec écoulement
purulent unilatéral extrêmement abondant du même côté
(une dizaine de mouchoirs dans les vingt-quatre heures).
Dans le méat moyen, il relève une trace nette d'écoulement
purulent. De plus, la cacosmie subjective et les douleurs dentaires accusées par la malade à l'endroit des première et
deuxième grosses molaires supérieures gauches cariées,
firent penser qu'il pouvait s'agir là d'une sinusite fronto-
maxillaire chronique. La transillumination, en montrant le
sinus frontal et le sinus maxillaire gauches nettement opa-
ques, affermit encore la conviction du docteur Mahu. Enfin,

des lavages par la voie du méat inférieur expulsèrent de
l'antre une quantité abondante de pus épais, mal lié et extrêmement fétide. Tout concourait donc à affirmer le diagnostic si l'on s'en était tenu là ; mais le docteur Mahu pratiqua
le jaugeage du sinus maxillaire supposé atteint, et il cons-
tata que le volume du liquide aspiré était de cinq centimètres
cubes, c'est-à-dire beaucoup trop important pour qu'il puisse
s'agir d'une sinusite maxillaire chronique vraie. Le diagnostic se trouvait donc ainsi modifié : sinusite frontale chronique avec empyème du sinus maxillaire. Il eut, d'ailleurs, la
satisfaction de vérifier l'exactitude de ce diagnostic, car après
trois lavages suivis de trois jaugeages, faits à une semaine
d'intervalle avec les mêmes résultats, les molaires cariées
continuant à être douloureuses, leur avulsion fut décidée, et
aussitôt après cette opération, il fut constaté que le dôme
intra-sinusal de l'alvéole correspondant à l'une d'elles était
détruit : l'orifice ainsi découvert fut agrandi séance tenante
à la curette, et par la large fenêtre ainsi obtenue, il lui fut
possible de se rendre compte, au moyen d'attouchements des
parois sinusales à l'aide du stylet et même par la vue, aidé de
l'éclairage électrique, que la muqueuse tapissant ces parois
était ferme et saine. Afin d'acquérir la certitude qu'il ne pro-
venait du sinus maxillaire aucune sécrétion purulente, sa
cavité fut, à diverses reprises, bourrée de gaze iodoformée,
qui fut retirée sans souillure 24 heures plus tard. Dans les
jours qui suivirent, le docteur Mahu se contenta d'introduire
dans la cavité antrale, sans la combler, une courte mèche qui
fut chaque fois retirée trempée de pus. C'était la preuve in-
déniable de l'existence d'une sinusite frontale chronique
seule, dont le pus se déversait en partie dans le sinus maxillaire. Les douleurs frontales persistant et l'abondance de l'é-
coulement purulent augmentant de plus en plus, en même
temps que s'affaiblissait le malade, la question d'une trépa-

nation du sinus frontal devait au moins être posée à la famille ; mais après discussion avec M. le Professeur Le Dentu, appelé en consultation, il fut décidé qu'on s'abstiendrait de toute autre intervention, à cause de l'âge avancé de la patiente. Quant à la trépanation du sinus maxillaire, il ne pouvait en être question, puisqu'en l'espèce il suffisait de tarir la suppuration frontale pour tarir du même coup l'empyème maxillaire. Le résultat de cette consultation fut une issue fatale très rapide, par infection méningée.

OBSERVATION V

(Inédite)

Jeanne B..., âgée de 23 ans, vient consulter dans une clinique pour écoulement purulent de la narine gauche.

A l'examen de la malade, on trouve un cornet moyen en état de dégénérescence myxomateuse, un méat contenant deux polypes peu volumineux, et sous la tête dudit cornet une énorme goutte de pus qui se reproduit immédiatement après qu'on l'a tamponnée au porte-coton. Jeanne B. éprouve des douleurs sourdes dans toute la région sous-orbitaire, a continuellement une mauvaise odeur dans le nez qui l'empêche de sentir les parfums qu'on lui présente. Elle est pâle, anémiée, ses digestions sont pénibles, n'a pour ainsi dire pas d'appétit. Un œuf à la coque et un bol de lait lui suffisent largement pour déjeuner, prétend-elle. A la transillumination, son côté droit s'éclaire parfaitement alors que le gauche reste obstinément sombre ; la pupille ne se montre pas rouge dans l'obscurité, l'examen au speculum nasi, montre à gauche une paroi sinusále obscure, alors qu'à droite on perçoit la lumière au trávers. Les dents ont un léger degré de carie, mais la malade n'en a pas souffert depuis plus de deux ans.

Séance tenante, on pratique une ponction diaméatique, qui ramène un pus crémeux malodorant. On fait un lavage, puis deux et l'on abandonne la malade jusqu'au surlendemain. Quand elle revient, rien n'est changé ; on retrouve ce qu'on avait trouvé l'avant-veille, on refait un lavage et la malade s'en va. Au bout de quatre ou cinq séances toutes pareilles, on lui conseille de se rendre à l'hôpital Saint-Antoine où l'on décidera s'il faut continuer les lavages ou procéder à l'opération radicale. Le premier soin du docteur Mahu, qui la reçoit, est de mesurer la capacité du sinus. Il contient à peine deux centimètres cubes de liquide. On cherche si le signe de Guisez répond à celui de Mahu ; après le lavage, la région sous-orbitaire reste sombre comme elle l'était auparavant. Plus de doute c'est une sinusite vraie. L'on conseille et l'on pratique quelques jours après, l'opération de Luc.

On trouve une cavité bourrée de fongosités molles, très hémorragipares, quelques points nécrosés ; on curette énergiquement tous les réseaux, et l'on tamponne ; quelques jours après, on retire la gaze et l'on fait plusieurs lavages ; mais ceux-ci exécutés par des novices, ne sont pas sans doute suffisamment surveillés et le nez laisse suinter encore un peu de sérosité louche. Cependant, malgré ce contre-temps, la cavité se sèche, et un mois après tout était fini.

OBSERVATION VI

Félix M..., employé de commerce, 42 ans, se présente en novembre 1905 à la consultation spéciale de l'Hôpital Saint-Antoine. Il est porteur d'un sycosis de la moustache, localisé à la moitié gauche et empiétant légèrement à droite. A peine l'a-t-on interrogé qu'il tire de sa poche une sonde d'Itard et apprend que depuis deux ans, il se fait lui-même des lavages de son sinus, sans trouver beaucoup d'amélioration dans son état. Ces lavages lui permettent de se soulager un peu et d'éviter de sentir aussi mauvais, mais le lendemain le même exercice est à recommencer. Il n'a pas vu de spécialiste depuis plus de quinze mois. On l'examine alors attentivement. Dans le méat moyen, une masse framboisée obture l'orifice de l'ostium ; au-dessous d'elle glisse une traînée blanchâtre qui n'a pas cependant l'aspect ordinaire jaune ou vert des écoulements purulents du sinus.

La rhinoscopie postérieure montre un peu de pus concrété à la partie interne de la queue du cornet inférieur, et non sur le voile. L'éclairage électrique montre un sinus frontal indemne, mais l'antre maxillaire est absolument sombre. Le malade en fermant les yeux ne perçoit pas la moindre sensation lumineuse. On procède au jaugeage de l'antre d'Highmore. C'est à peine si l'on aspire un centimètre cube de liquide ; on recommence, même résultat. Le signe de Guisez donne : noir avant le lavage, noir après, alors que le côté droit s'illumine à merveille. On conclut à la sinusite fongueuse et l'on décide le patient à subir une opération, qui le débarrassera définitivement de tout. Dans cet espoir, il accepte avec joie. Après anesthésie générale, on ouvre la paroi antérieure et l'on tombe non dans une cavité à proprement parler, mais sur une bouillie informe mélangée d'esquilles rugueuses, de pus, etc., etc. ; pas un millimètre carré de muqueuse n'était sain. On déblaie vivement ; on curette, après avoir tamponné maintes et maintes fois pour arrêter l'hémorragie extrêmement abondante ; enfin, quand on s'est assuré qu'aucun point de la muqueuse n'a été oublié, on établit la communication avec la fosse nasale, on draine à la gaze iodoformée et c'est tout. Quatre à cinq jours après, on supprimait cette mèche qui sentait encore un peu ; on lavait quelques jours à l'eau oxygénée mélangée de son volume d'eau bouillie, et trois semaines plus tard, la cavité était entièrement sèche. Félix M... partait ravi.

INDEX BIBLIOGRAPHIQUE

MAHU. — Pathogénie de l'empyème maxillaire (Soc. française de laryngol. Mai 1905-mai 1906).

LERMOYEZ. — De la guérison spontanée de l'empyème vrai du sinus maxillaire (Soc. fr. de laryngol. Octobre 1903).

LIAMBEY. — Sinusite maxil. consécutive à un odontome avec fistule dans l'angle inféro-interne de l'orbite (Annales des mal. de l'oreille, du nez et du larynx. Déc. 1904).

GUISEZ. — Sinusite maxil. due à une ectopie dentaire. (Communication à la Société parisienne de laryngologie, 13 novembre 1903.)

LUBET-BARBON et FURET. — Ostéomyélite du maxillaire supérieur avec ethmoïdite et empyème du sinus. (Annales des maladies de l'oreille, du nez et du larynx. Septembre 1905.)

MIGNON. — Drainage nasal des sinusites. (Communication à la Soc. fr. d'otologie, de rhinologie et de laryngologie.)

WEISMANN et FIOCRE. — Le sinus et les sinusites maxillaires chez les nouveau-nés (Annales des maladies de l'oreille, du larynx, du nez et du pharynx. Septembre 1906.)

MOURET. — Société fr. de laryngol. — Congrès 1907.

CLAOUÉ. — Traitement des suppurations chroniques du sinus maxillaire par la résection large de la partie inférieure de la paroi nasale du sinus. Résultats. (Soc. fr. de laryngol. Octobre 1903.)

GAREL. — Diagnostic et traitement des maladies du nez.

LERMOYEZ. — Thérapeutique des maladies des fosses nasales, des sinus et du pharynx nasal.

Georges LAURENS. — Chirurgie oto-rhino-laryngologique.

LUC. — Les sinusites et leur traitement.